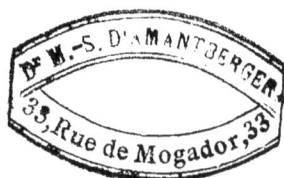

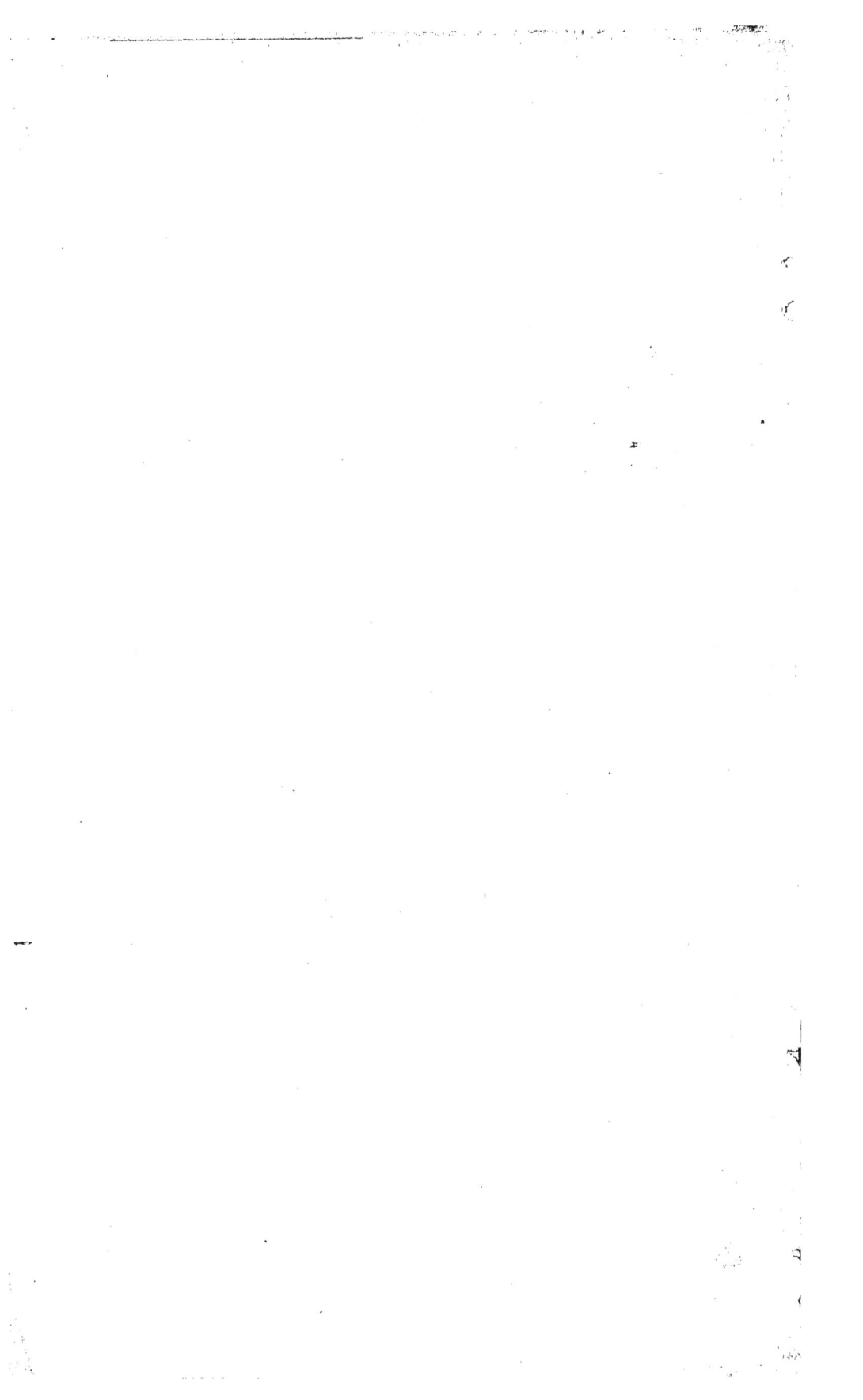

Communication au **Congrès pour l'Étude de la Tuberculose,**
session 1893.

NOUVELLES ÉTUDES

SUR LES INJECTIONS GAIACOLÉES

DANS LE

TRAITEMENT DE LA TUBERCULOSE PULMONAIRE

Par les Drs **A. Weill,** médecin en chef de l'hôpital de Rothschild, et
M. S. Diamantberger, ancien interne du même hôpital.

I

Au dernier Congrès, il y a deux ans, nous avons eu l'honneur
de vous faire part des bons effets obtenus par nous, par les injections sous-cutanées d'huile gaïacolée dans le traitement de la
tuberculose pulmonaire.

Ces premiers résultats si favorables reposaient déjà sur un
nombre assez respectable d'observations prises au jour le jour et
analysées avec le plus grand soin. Mais nous disions, alors, que
ces chiffres n'étaient certainement pas encore définitifs, et exi-
geaient une enquête ultérieure sur la persistance des résultats
obtenus. Or, depuis 2 ans, nos observations se sont complétées et
leur nombre s'est considérablement accru. Nous avons poursuivi
les détails aussi variés qu'intéressants de l'histoire de chacun de
nos malades, nous avons noté la diversité d'effets obtenus sur tel
ou tel symptôme et nous avons fini par trouver certaines causes
spéciales de ces variations individuelles.

L'action prépondérante sur certains symptômes de la maladie a
été l'objet continuel de nos investigations. Il nous a été donné
d'établir des règles pour l'application méthodique de nos injections
et nous avons essayé d'en préciser les indications et les contre-
indications. Certes, nous n'avons pas la prétention de préconiser
cette méthode seule, comme une médication spécifique dans le
vrai sens du mot ; elle ne saurait lutter seule avec avantage contre
le processus destructif de la tuberculose, et ne doit encore être
considérée jusqu'à nouvel ordre que comme un adjuvant des plus

puissants, pour ne pas dire le plus puissant, du traitement hygiénique.

Ceci dit, et malgré les nombreux desiderata qu'elle soulève encore, nous sommes heureux de constater que cette médication est aujourd'hui une de celles qui inspirent le plus de confiance à a majorité des praticiens.

Ce succès toujours grandissant des injections gaïacolées nous est d'autant plus agréable que nous avons été les premiers à les pratiquer systématiquement en France, dès le commencement de l'année 1889, dans notre service de l'hôpital de Rothschild.

A cette même époque, M. Labadie-Lagrave essayait à la Maternité par la voie stomacale le gaïacol donné sous forme de capsules, et son élève, M. Jumon, en relatait les effets dans une note parue dans la *France médicale* (1889, p. 254). Vers la fin de l'année 1890, notre travail sur cette question parut dans les colonnes de la *Gazette des hôpitaux* (nos 133-142-144), et nous eûmes la satisfaction de voir surgir au mois de mars 1891 la communication de M. le professeur Picot, de Bordeaux, faite à l'Académie de Médecine de Paris, la note de M. le Dr Pignol (1), chef de clinique de M. le professeur G. Sée sur les essais faits à l'Hôtel-Dieu, et successivement des thèses inaugurales et des articles dans les journaux sur les différents essais institués, tant à Paris qu'en province.

En Allemagne, Schaetelig, de Hombourg, et Pollyak, de Goerbersdorf, avaient déjà essayé d'injecter à leurs tuberculeux soit du gaïacol pur, soit en solution dans la vaseline liquide; mais leurs déclarations très enthousiastes n'avaient guère trouvé d'encouragements auprès de leurs compatriotes absorbés par le bruit qui s'était fait autour de la tuberculine de Koch.

Aujourd'hui, la pratique des injections gaïacolées semble se généraliser et acquérir définitivement droit de cité : jusqu'à nouvel ordre, elle constitue certainement une de nos meilleures médications de la phtisiothérapie.

II

Avant d'exposer en détail le résultat de nos investigations récentes au sujet des effets particuliers du gaïacol sur les différents symptômes de la tuberculose pulmonaire, nous devons rappeler brièvement la technique de nos injections et la solution que nous avons adoptée définitivement.

(1) *Médecine moderne*, 1891, no 12.

La simple seringue de Pravaz a été et reste encore l'instrument le plus commode pour nos injections. Il va sans dire que les précautions les plus minutieuses de propreté et l'antisepsie la plus rigoureuse doivent présider à l'emploi de cet instrument. On doit toujours veiller à ce que l'aiguille plus ou moins longue et mince de la seringue soit propre et débarrassée de ce dépôt noirâtre qui se forme habituellement dans son intérieur après un usage tant soit peu fréquent des solutions huileuses. Cette précaution nécessaire évitera toujours aux malades les douleurs qui accompagnent ou suivent de près la piqûre.

Après avoir bien nettoyé la région cutanée destinée à recevoir l'injection, on introduira d'abord l'aiguille seule d'un coup sec et rapide dans le tissu cellulaire sous-dermique, en ayant soin de faire un pli à la peau qu'on tendra modérément.

Si l'aiguille s'engage dans une veine, on verra bientôt sourdre à l'orifice extérieur une gouttelette de sang. Dans ce cas, on la retirera aussitôt et on repiquera ailleurs. Les accidents signalés à différentes reprises étaient dus justement à la pénétration intraveineuse de la solution injectée et à la formation consécutive d'une embolie huileuse quelquefois mortelle. Avec la précaution que nous recommandons, on évitera sûrement cet accident.

Après avoir fait usage des solutions gaïacolées dans de l'huile de vaseline et même du gaïacol pur, nous avons adopté la solution à parties égales de gaïacol dans de l'huile d'amandes douces stérilisée. Chaque seringue de Pravaz contient par conséquent 50 centigrammes de gaïacol pur. Cette dose est, croyons-nous, suffisante pour agir antiseptiquement pendant un certain nombre d'heures sur la toxicité des humeurs infectées par la pullulation des bacilles de Koch. Dans les cas de tuberculose au début, il ne faut même commencer que par un quart de seringue et augmenter graduellement la quantité à injecter ; par contre, dans les cas avancés où les sécrétions sont abondantes, où les cavernes et cavernules sont remplies de produits de désagrégation contenant des micro-organismes nombreux et probablement aussi des substances toxiques pyrétogènes, il faut user largement des injections et donner suivant les cas 2, 3, 4 et même 8 seringues dans la journée.

L'action antiseptique du gaïacol sur les produits tuberculeux a été démontrée expérimentalement par Petresco, de Bucarest, et par Marfori, de Naples. D'un autre côté, les expériences du Dr Main, instituées dans le service de M. le Dr Dujardin-Beaumetz, ont établi la très faible toxicité du gaïacol sur les animaux ; nos observations sur l'homme confirment cette donnée ; d'où il résulte qu'il n'y a jamais rien à craindre des doses même très élevées qu'on pourrait injecter à des individus ayant de grandes cavernes pleines de sécrétions putrides. Du reste, le gaïacol s'élimine rapidement par plusieurs voies différentes :

a) Par la grande surface alvéolaire du poumon.

b) Par les glandes sudoripares et salivaires.

c) Par le filtre rénal.

Il est à supposer qu'il s'élimine également en partie par la muqueuse gastro-intestinale, sur laquelle il agit d'une façon très favorable, en excitant les fonctions digestives de l'estomac et en désinfectant les voies intestinales, généralement remplies de micro-organismes nombreux chez les tuberculeux. Notre statistique nous montre, en effet, combien les injections gaïacolées agissent favorablement sur les fonctions digestives et font complètement disparaître les diarrhées si rebelles des phtisiques.

Nous n'avons jamais ajouté à nos solutions soit l'iodoforme, soit l'eucalyptol ou d'autres substances antiseptiques, dont l'utilité nous avait paru très problématique.

La diarrhée qu'on observe chez les malades traités par le gaïacol iodoformé semble bien être due à l'action de l'iodoforme.

Quoi qu'il en soit, notre solution, telle qu'elle a été formulée par nous, paraît réunir les conditions voulues pour être bien tolérée par le torrent circulatoire et par les différents viscères à travers lesquels elle se fraye un passage à la fois inoffensif et salutaire.

Aussitôt la solution injectée sous la peau, le malade ressent quelquefois comme une sensation de chaleur un peu cuisante, qui s'étend dans le voisinage de la région piquée.

Elle correspond au passage du médicament dans la circulation à travers le riche réseau capillaire du tissu cellulaire.

Un instant après, certains malades, et surtout ceux dont les lésions tuberculeuses sont nombreuses et disséminées, ressentent des picotements très forts au niveau de la région sternale, du cou et tout autour du menton, quelquefois jusque sur le cuir chevelu, sur le front et autour des oreilles.

Ces picotements durent 30, 40 et jusqu'à 60 secondes ; ils sont très désagréables et donnent au malade un sentiment d'angoisse qui ne tarde pas à disparaître bientôt. D'autres, et c'est la majorité, ressentent bientôt dans la bouche et dans la gorge le goût du gaïacol, qui persiste 5 à 10 minutes, quelquefois plus, rarement une heure ou deux. Dans ces derniers cas, il y a concurremment une trans-

— 5 —

piration profuse autour du thorax et du cou, qui dure parfois 2 ou 3 heures et se termine soit par une sensation de bien-être et une somnolence légère, soit par des frissonnements très violents avec claquements de dents et abattement consécutif.

L'explication de ces faits nous semble toute naturelle. Dans les cas graves, où une grande partie du territoire pulmonaire est envahie, où les alvéoles ne peuvent exhaler librement le gaïacol apporté par la circulation veineuse, celui-ci se porte vers l'émonctoire cutané et s'élimine par les glandes sudoripares en plus grande quantité.

Cette sudation forcée refroidit la surface de la peau et amène les frissonnements, les claquements des dents et la faiblesse consécutive. Les transpirations profuses après l'injection gaïacolée constituent un signe de mauvais état pulmonaire, elles commandent un pronostic plus grave. Burlureaux avait, du reste, émis cette opinion, au cours de sa note publiée en 1891, dans la *Gazette hebdomadaire* relativement aux injections de créosote, et notre expérience personnelle confirme pour le gaïacol cette supposition, qui n'a cependant rien d'absolument fixe. Dans beaucoup de cas, ces phénomènes réactionnels diminuent petit à petit et finissent par disparaître au fur et à mesure que les lésions pulmonaires s'améliorent et rendent la surface alvéolaire plus perméable. L'accoutumance au gaïacol est donc en raison directe de l'amélioration progressive des lésions, elle nous donne la mesure exacte des résultats du traitement. Les malades qui guérissent, qui s'améliorent et qui assistent à la réparation progressive de leurs lésions pulmonaires, supportent les injections gaïacolées de mieux en mieux et finissent par pouvoir en absorber des quantités considérables sans sueurs, sans frissonnements. Ceux qui, au contraire, restent stationnaires ou s'aggravent, sont couverts de sueur à la moindre injection, ils frissonnent, ont des malaises, de la dyspnée, des picotements prolongés autour du cou et quelquefois vomissent immédiatement après la piqûre ; chez ces malades, le pronostic sera grave, la fonte pulmonaire se fera rapidement, la fièvre ne les quittera plus et la déchéance sera certaine.

L'élimination du gaïacol s'effectue également par les reins, mais en quantité très minime ; rarement on obtient dans l'analyse des urines les réactions nettes et absolument concluantes de la présence du gaïacol.

Du reste ni M. Gimbert, ni M. Burlureaux, ni M. Catillon n'ont pu révéler de grandes quantités de créosote dans les urines des malades, qui avaient reçu d'énormes doses d'huile créosotée. M. le professeur Picot, M. Pignol et M. Main ont fait la même constatation pour le gaïacol.

Jamais nos malades n'ont présenté les urines noires, constatées par M. Burlureaux dans bon nombre de cas traités par les injections créosotées, et malgré son opinion basée sur une différence subtile de la réaction, nous persistons à croire que les urines noires sont toujours dues à l'acide phénique et aux autres produits secondaires qui se trouvent mélangés aux créosotes les mieux rectifiées.

Mais, il faut bien le dire, les reins ne se fatiguent jamais par le passage soit de la créosote, soit du gaïacol à travers leur parenchyme. Au contraire, ils semblent même en être favorablement influencés et, dans le cas d'infiltration tuberculeuse ou d'une infection rénale quelconque, les injections créosotées ou gaïacolées peuvent rendre de très grands services au point de vue de l'antisepsie de ces organes.

En somme, nous avons pu remarquer que le gaïacol introduit dans le torrent circulatoire a une tendance manifeste à s'éliminer par les émonctoires naturels, et les organes qui lui livrent passage profitent nécessairement de ces propriétés antiseptiques. Par contre, il a une très faible toxicité, est très peu caustique, très peu irritant et n'a pas la moindre action nuisible sur le système nerveux, soit périphérique, soit central.

Nous devons ajouter, après toutes ces considérations générales, que malgré le nombre considérable des sujets chez lesquels nous avons noté avec soin tous les détails des effets immédiats produits par nos injections, nous n'avons jamais vu se produire à proprement parler une réaction typique, égale et caractéristique chez tous les individus. Cette soi-disant réaction médicamenteuse, décrite avec un luxe extraordinaire par MM. Gimbert, Burlureaux, Besnier et autres pour la créosote, n'existe pas dans les conditions normales d'absorption et d'élimination du gaïacol. Certes, l'intolérance plus ou moins grande de ce médicament se manifeste chez beaucoup d'individus et consiste surtout dans les troubles d'élimination dont nous avons parlé plus haut. Ces troubles sont variables et se traduisent par des phénomènes plutôt mécaniques et passagers. C'est-à-dire qu'il n'y a là rien de comparable aux effets toxiques signalés avec tant d'empressement par certains auteurs, qui n'ont pas craint d'agiter à ce propos le spectre terrifiant des réactions de la tuberculine ou d'autres toxines de laboratoire.

Inutile d'ajouter que les injections gaïacolées n'ont jamais provoqué entre nos mains les élévations brusques de température ou d'autres phénomènes semblables, qui seraient de nature à aggraver l'état des malades. Nous reviendrons plus loin et nous exposerons en détail les résultats de nos recherches cliniques sur la valeur antithermique du gaïacol et sur son action véritable contre les sueurs, les frissonnements, la fièvre vespérale et la fébricité hectique, dont les phtisiques sont si souvent accablés.

III

La statistique des cas dont nous voulons vous entretenir aujourd'hui comporte une série de 82 observations complètes, dont les premières remontent déjà à 4 années révolues (1). La plupart de nos malades appartiennent à la clientèle besogneuse et misérable des hôpitaux et des consultations gratuites. Ce sont surtout ces derniers qui ont donné les meilleurs résultats ; et l'absence de tout confort et de soins hygiéniques dans ces cas fait ressortir d'autant plus la valeur de notre médication.

Nos 82 observations se rapportent à *23 cas* de tuberculose pulmonaire au début (avec signes d'induration des sommets), à *34 cas* arrivés à la période de ramollissement des tubercules (avec signes cavernulaires), à *17 cas* très avancés (avec signes cavitaires) et à *7 cas* de phtisie aiguë proprement dite.

Mais le degré de la lésion importe peu dans l'analyse des effets curateurs du gaïacol et nous avons surtout à noter la façon dont cette médication s'est comportée dans les formes plus ou moins aiguës de la maladie. C'est là le point principal du traitement et la clef de voûte des indications.

A. *Les formes torpides, à marche lente* et essentiellement chronique, sont celles que le médecin redoute le moins et avec lesquelles les malades finissent par s'habituer, tout en combattant certains symptômes gênants et en s'entourant surtout de soins hygiéniques. La nature les guérit souvent seule, sans le concours d'aucune médication. Il importe cependant de les traiter énergiquement et de profiter de cette tendance naturelle à la guérison, car personne n'est à l'abri des transformations fatales que ces formes peuvent subir d'une façon subite et inattendue.

Notre statistique contient *18 cas* seulement de la tuberculose

(1) Nous en aurions un bien plus grand nombre, mais nous n'avons voulu signaler que celles qui ont été prises avec toute l'exactitude voulue.

pulmonaire à forme torpide, lente et apyrétique; *10* ont été améliorés et *8* ont guéri complètement.

B. Dans d'autres cas, et c'est la majorité, les malades voient la nature de leur mal se modifier, soit par suite des causes professionnelles, soit par leur genre de vie contraire aux lois hygiéniques, soit enfin par quelque affection intercurrente contractée au hasard. Leur tuberculose pulmonaire, jusque-là torpide, prend des allures nouvelles et revêt souvent la forme subaiguë.

43 de nos malades ont présenté cette forme subaiguë de la tuberculose avec des signes physiques plus ou moins ·avancés (9 au Ier degré, 28 au IIe degré et 6 au IIIe degré); 7 ont complètement guéri, 27 sont améliorés et nous comptons *1* cas resté stationnaire et *8* aggravations suivies de mort.

C. D'autres fois, et c'était le cas de *14* de nos malades, l'affection présente, au cours de sa marche d'ailleurs chronique, des poussées aiguës qui ravagent impitoyablement le tissu pulmonaire et minent l'organisme entier.

2 de ces malades eurent le bonheur de revenir à une santé complète et peuvent être considérés comme *guéris*; *5* furent améliorés, *1* resta stationnaire et *6* s'aggravèrent progressivement malgré tous nos efforts.

D. Enfin nous eûmes à soigner 7 cas de phtisie aiguë proprement dite à forme pneumonique. Malgré la gravité excessive de ces cas, nous eûmes la satisfaction de sauver d'une mort certaine *3* de ces malades, dont deux sont notablement améliorés et le troisième complètement guéri. Chez ce dernier, dont le diagnostic certain a été vérifié et approuvé par plusieurs praticiens distingués, dont un professeur agrégé de la Faculté de Paris, la guérison complète a été obtenue au bout de 4 mois de traitement et se maintient encore aujourd'hui après 18 mois révolus. Dans cet intervalle, plusieurs examens très attentifs n'ont pu révéler aucune trace de ses anciennes lésions du sommet droit et le malade vient de contracter une assurance sur la vie, au sujet de laquelle il n'a pas rencontré la moindre difficulté.

En définitive, sur 82 malades, dont plus des trois quarts (64) ont présenté un état plus ou moins grand de fébricité et de déchéance organique, et chez lesquels les soins hygiéniques ont presque fait défaut, nous avons obtenu, à l'aide de nos injections gaïacolées faites avec persistance et méthode, le chiffre colossal de 62 améliorations, 2 états stationnaires et 18 aggravations suivies ou non de mort.

Sur les 62 améliorés, 27 peuvent même être considérés comme guéris et nous en avons, dans ce nombre, dont la guérison date déjà de plusieurs mois, d'un an, d'un an et demi, de deux ans et même de trois ans et demi.

Nous possédons les observations détaillées de ces 82 malades ; les lire à cette tribune serait chose fastidieuse et longue, et constituerait un abus impardonnable de votre bienveillante attention ; nous ne pouvons pas imposer non plus à la commission de la publication de nos débats la charge coûteuse de l'insertion de ce volumineux paquet, et nous avons condensé aussi schématiquement que possible, dans des tableaux faciles à lire, les résultats spéciaux obtenus sur chacun des symptômes à part et les détails marquants de tous les cas traités.

	TUBERCULOSES PULMONAIRES A FORME LENTE ET TORPIDE	NOMS	AGE	PROFESSION	DATE DE LA MALADIE	SIGNES PHYSIQUES	TOUX	CRACHATS	HÉMOPTYSIE	ENROUEMENT	DÉSHABITUDE	FIÈVRE	SUEURS	ÉTAT GÉNÉRAL	DURÉE DU TRAITEMENT	DATE DE LA CESSATION DU TRAITEMENT	RÉSULTAT DÉFINITIF
Avec lésions du 1er degré	Obs. I	L. Ka.	23	Tailleur.	1 an.	Disp.	Disp.	Disp.	—	Amél.	—	—		Amél.	2 mois.	6 mars 1893.	Guérison.
	» II	Vte D.	27	Couturière.	5 mois.	Disp.	Disp.	Disp.	—	Disp.	—	Disp.		Amél.	5 mois 1/2.	27 mars 1891.	Guérison.
	» III	Céline G.	20	Lingère.	1 an.	Disp.	Disp.	Disp.	—	Disp.	—	—		Amél.	3 mois 1/2.	26 mai 1890.	Guérison.
	» IV	Mme J.	26	Ménagère.	10 ans.	Disp.	Disp.	Disp.	Disp.	—	—	Disp.		Amél.	2 mois.	7 octobre 1891.	Guérison.
	» V	M. X.	—	Rentier.	—	Disp.	Disp.	—	Disp.	Disp.	—	Disp.		Amél.	2 mois.	31 juillet 1892.	Guérison.
	» VI	Sam. S.	28	Artiste lyrique.	8 mois.	État stat.	Disp.	Disp.	—	—	—	Disp.		Amél.	1 mois.	26 mai 1890.	Amél.
	» VII	Vte Si.	24	Ménagère.	5 mois.	Amél.	Disp.	Amél.	—	Amél.	—	—		Amél.	2 mois 1/2.	10 juillet 1890.	Amél.
	» VIII	Louise He.	16	Lingère.	8 mois.	Disp.	Disp.	—	—	Disp.	—	—		Amél.	3 mois.	10 juillet 1890.	Guérison.
	» IX	H. Pot.	36	Voyag. de comm.	4 ans.	Disp.	Disp.	Disp.	—	Disp.	—	Amél.		Amél.	1 an.	23 février 1891.	Guérison.
	» X	Prouch.	36	Tailleur.	2 ans.	État stat.	Disp.	Disp.	—	Disp.	—	—		Amél.	2 mois.	10 février 1892.	Amél.
Avec lésions du IIe degré	Obs. XI	I. Eck.	23	Relieur.	2 ans.	État stat.	Disp.	Disp.	Disp.	—	—	Disp.		Amél.	2 mois.	17 février 1891.	Guérison.
	» XII	P. Jo.	34	Terrassier.	2 ans.	État stat.	Amél.	Amél.	Disp.	—	—	—		Amél.	1 mois 1/2.	15 juin 1890.	Amél.
	» XIII	Mme J. Ph.	41	F^me de ménage.	1 an.	Amél.	Disp.	Disp.	Disp.	—	—	—		Amél.	2 mois.	5 juillet 1890.	Amél.
	» XIV	Mme Ga.	37	F^me de ménage.	1 an.	État stat.	Amél.	Amél.	Disp.	Amél.	—	Amél.		Amél.	2 mois.	1er juillet 1890.	Amél.
Avec lésions du IIIe degré	Obs. XV	Mme B.	35	Domestique.	2 ans.	État stat.	Amél.	Disp.	Disp.	Amél.	—	—		Amél.	1 mois 1/2.	20 mai 1893.	Amél.
	» XVI	Maurice S.	—	Photographe.	8 ans.	Amél.	Amél.	Amél.	—	Amél.	—	—		Amél.	8 semaines.		Amél.
	» XVII	Mme A.	23	Blanchisseuse.	6 mois.	Amél.	Disp.	Disp.	Disp.	Disp.	—	—		Amél.	4 mois.	3 novembre 1892.	Amél.
	» XVIII	Mlle D.	36	Brodeuse.	6 ans.	Amél.	Amél.	Disp.	—	Amél.	—	—		Amél.	7 mois.	16 septembre 1891.	Amél.

TUBERCULOSES PULMONAIRES A FORME SUBAIGUE		NOMS	AGE	PROFESSION	DATE DE LA MALADIE	SIGNES PHYSIQUES	TOUX	EXPECTORATION	HÉMOPTYSIE	SYMPTOMES DIGESTIFS	FIÈVRE	SUEURS	ÉTAT GÉNÉRAL	DURÉE DU TRAITEMENT	DATE DE LA CESSATION DU TRAITEMENT	RÉSULTAT DÉFINITIF
Avec lésions du Ier degré	Obs. XIX	Léontine C...	26	Couturière.	2 ans.	Amél.	Amél.	Disp.	—	—	Disp.	—	Amél.	2 mois 1/2.	20 septemb. 1890.	Amél.
	XX	Fernand F...	35	Jardinier.	6 ans.	Disp.	Amél.	Disp.	—	Amél.	—	Disp.	Amél.	2 mois 1/2.	3 juillet 1891.	Guérison.
	XXI	Mme Sarah G.	36	Casquettière.	2 semaines.	Amél.	Disp.	Disp.	Disp.	Amél.	Amél.	—	Amél.	1 mois.	9 mars 1895.	Guérison.
	XXII	Mlle Seg...	17	Casquettière.	3 mois.	Disp.	Disp.	Disp.	—	Disp.	Disp.	Disp.	Amél.	8 mois.	22 mai 1891.	Guérison.
	XXIII	Léon K...	36	Musicien.	1 an.	Disp.	Disp.	Disp.	—	Amél.	Amél.	Amél.	Amél.	1 mois 1/2.	...	Amél.
	XXIV	Mard. Hall...	30	Cuisinier.	4 ans.	Amél.	Amél.	Amél.	—	Amél.	Amél.	Amél.	Amél.	5 mois.	15 juillet 1892.	Amél.
	XXV	Mme X...	92	Rentière.	—	—	Amél.	Disp.	Disp.	Amél.	Amél.	Amél.	Amél.	2 mois.	Septembre 1892.	Amél.
	XXVI	Mager B...	22	Employé.	3 ans.	Amél.	Amél.	Disp.	—	Amél.	Disp.	Disp.	Amél.	1 mois.	—	Amél.
	XXVII	Emmanuel F.	28	Employé.	3 ans.	Amél.	Disp.	Disp.	—	Amél.	Amél.	Amél.	Amél.	1 mois.	Juillet 1893.	Amél.
	XXVIII	M. Sel......	25	Peintre en bâtim.	1 an.	Disp.	Disp.	Disp.	Disp.	Disp.	Disp.	Disp.	Amél.	7 mois.	29 août 1892.	Guérison.
	XXIX	Mme B. R...	29	Rentière.	5 ans.	Aggr.	Aggr.	Aggr.	Amél.	Aggr.	Disp.	Disp.	Aggr.	1 an.	15 novembre 1892.	Mort.
	XXX	F. Schr.....	13	March. d'œtiers.	1 an.	État stat.	Disp.	Disp.	Disp.	Aggr.	Disp.	Amél.	Amél.	10 mois.	Février 1893.	Amél.
	XXXI	Louis R...	30	Domestique	8 ans.	État stat.	Disp.	Disp.	Disp.	Amél.	Disp.	Amél.	Amél.	2 mois.	Mars 1893.	Amél.
	XXXII	Lucas V. D...	52	Lapidaire.	20 ans.	État stat.	Disp.	Disp.	Amél.	Amél.	Amél.	Amél.	Amél.	3 mois.	Juillet 1893.	Amél.
Avec lésions du IIe degré	XXXIII	R. Kr......	40	Marchand.	5 ans.	Aggr.	Amél.	État st.	Disp.	Disp.	Disp.	Disp.	Aggr.	2 mois.	16 août 1891.	Mort.
	XXXIV	Mme Or ...	29	Ménagère.	5 ans.	État stat.	Disp.	—	Disp.	Amél.	Disp.	Disp.	Amél.	2 mois.	25 janvier 1893.	Amél.
	XXXV	Eugène Sid...	16 1/2	Apprenti menante.	3 mois.	État stat.	Amél.	Disp.	—	Disp.	Disp.	État st.	État st.	6 semaines.	27 avril 1891.	État stat.
	XXXVI	Georges P...	13	s. p.	6 mois.	Disp.	Amél.	Disp.	Disp.	Disp.	Disp.	Disp.	Amél.	4 mois.	29 juin 1890.	Amél.
	XXXVII	Louise Lf...	53	Fem de ménage.	8 ans.	État stat.	Amél.	Amél.	Amél.	Disp.	Amél.	Amél.	Amél.	2 mois 1/2.	6 juin 1890.	Amél.
	XXXVIII	Georges R...	42	Terrassier.	8 ans.	État stat.	Amél.	Amél.	Disp.	Aggr.	Aggr.	Aggr.	Aggr.	4 mois.	18 juillet 1890.	Mort.
	XXXIX	Henri L.....	22	Mécanicien.	8 mois.	État stat.	Amél.	Disp.	Disp.	Amél.	Aggr.	Amél.	Amél.	2 mois.	30 juin 1890.	Amél.
	XL	Mme J. W...	34	Ménagère.	9 mois.	Disp.	Aggr.	Disp.	Amél.	Amél.	Amél.	Amél.	Amél.	11 mois.	10 mars 1891.	Guérison.
	XLI	Mlle Au...	32	Ménagère.	6 ans.	Aggr.	Aggr.	État st.	Disp.	Aggr.	État st.	État st.	Aggr.	14 mois.	28 juin 1891.	Amél.
	XLII	Max Go...	38	Tailleur.	2 ans.	Amél.	Amél.	Disp.	—	État st.	Disp.	Disp.	État st.	6 mois.	20 août 1891.	Amél.
	XLIII	Alexis F ...	37	Tailleur.	8 mois.	Disp.	Amél.	Disp.	Disp.	Disp.	Disp.	Amél.	Amél.	3 mois.	10 octobre 1891.	Amél.
	XLIV	God......	39	Cocher.	6 mois.	Amél.	Amél.	Amél.	—	—	Disp.	Amél.	Amél.	2 mois.	17 septemb. 1890.	Amél.
	XLV	Marie Ba...	36	Blanchisseuse.	1 an.	État stat.	Amél.	Disp.	Disp.	—	Disp.	Amél.	Amél.	1 mois 1/2.	20 septemb. 1890.	Amél.
Avec lésions du IIIe degré	XLVI	Maurice F...	30	Relieur.	4 ans.	Disp.	Disp.	Disp.	—	Disp.	Disp.	Amél.	Amél.	6 mois.	30 mai 1891.	Guérison.
	XLVII	Mme R...	33	Institutrice.	2 ans.	Disp.	Disp.	Disp.	—	Disp.	Disp.	Amél.	Amél.	5 mois.	28 avril 1893.	Guérison.
	XLVIII	Mlle Tv...	22	Domestique.	6 mois.	Amél.	Amél.	Disp.	—	Disp.	Disp.	Amél.	Amél.	2 mois.	20 novembre 1892.	Amél.
	XLIX	Mme Ga...	42	Blanchisseuse.	3 ans.	Amél.	Amél.	Amél.	—	Disp.	Disp.	Aggr.	Amél.	2 mois.	20 novembre 1892.	Amél.
	L	Marie Ch...	17	Ménagère.	4 ans.	État stat.	Amél.	Disp.	Amél.	Disp.	Aggr.	Aggr.	Amél.	4 mois.	9 mars 1893.	Amél.
	LI	Jacob. K...	29	Marchand.	7 mois.	Amél.	Amél.	Aggr.	Aggr.	Aggr.	Aggr.	Aggr.	Amél.	1 an.	10 octobre 1892.	Amél.
	LII	Rachel B...	28	Employée.	5 ans.	État stat.	Amél.	Aggr.	Aggr.	Aggr.	Aggr.	Aggr.	Aggr.	19 mois.	22 mai 1891.	Mort.
	LIII	A. Reb......	32	Marchand de vin.	3 ans 1/2.	Aggr.	Amél.	État st.	Disp.	Amél.	Amél.	Amél.	Amél.	6 semaines.	30 janvier 1892.	Amél.
Avec lésions du IVe degré	LIV	I. Dan...	43	Cordonnier.	3 ans.	État stat.	Disp.	État st.	—	État st.	État st.	Amél.	7 semaines.	14 avril 1891.	Amél.
	LV	Arthur F...	30	Journalier.	1 an.	État stat.	État stat.	État st.	Aggr.	Aggr.	Aggr.	Aggr.	Amél.	11 mois.	Février 1891.	Mort.
	LVI	Martin B...	41	Cordonnier.	8 ans.	État stat.	Disp.	Disp.	État st.	Amél.	Amél.	Amél.	Amél.	3 mois.	Février 1893.	Amél.
	LVII	Mme Sch...	32	Couturière.	10 mois.	État stat.	Amél.	Amél.	—	Amél.	Disp.	Amél.	Amél.	6 semaines.	27 mai 1890.	Amél.
	LVIII	Jean C ...	42	Journalier.	6 ans.	État stat.	Amél.	État st.	—	Amél.	Disp.	—	Amél.	1 mois.	29 août 1890.	Amél.
	LIX	Rosalie C.	34	Ménagère.	4 mois.	État stat.	Amél.	Disp.	—	Disp.	Disp.	Amél.	2 mois 1/2.	15 juillet 1893.	Amél.
	LX	Joseph R...	26	Journalier.	4 ans.	Amél.	Amél.	Amél.	Amél.	Disp.	Amél.	1 an.	15 mai 1893.	Amél.
	LXI	Edouard R...	48	Infirmier.	4 ans.	Amél.										

TUBERCULOSES PULMONAIRES CHRONIQUES A POUSSÉES AIGUËS		NOMS	AGE	PROFESSION	DATE DE LA MALADIE	SIGNES PHYSIQUES	TOUX	EXPECTORATION	RÉSORPTION	SYMPTOMES DIGESTIFS	FIÈVRE	SUEURS	ÉTAT GÉNÉRAL	DURÉE DU TRAITEMENT	DATE DE LA CESSATION DU TRAITEMENT	RÉSULTAT DÉFINITIF
Avec lésions du Ier degré.	Obs. LXII....	Vve St	32	Ménagère.	1 an.	Aggr.	Aggr.	Aggr.	—	Aggr.	État st.	État st.	Aggr.	4 mois.	18 juillet 1891.	Mort.
	» LXIII...	Lotti K.	33	Ménagère.	1 an 1/2.	État stat.	Amél.	Amél.	—	Amél.	Amél.	État st.	Aggr.	1 an.	Février 1892.	Aggravation.
	» LXIV ...	Henriette L.	19	Empl. de comm.	3 ans.	Amél.	Amél.	Disp.	Disp.	Amél.	Amél.	Disp.	Amél.	6 mois.	8 juin 1893.	Amél.
	» LXV....	Léon D.....	19	Bijoutier.	1 an.	Disp.	Disp.	Disp.	—	Disp.	Disp.	Disp.	Amél.	7 mois.	19 février 1891.	Guérison.
Avec lésions du IIe degré.	Obs. LXVI...	Annette C...	20	Ménagère.	10 ans.	Amél.	Amél.	Disp.	Disp.	Amél.	Disp.	Disp.	Amél.	6 semaines.	10 mai 1890.	Amél.
	» LXVII...	David R.....	58	Marchand.	2 ans.	Amél.	Amél.	Disp.	—	Amél.	Disp.	Amél.	Amél.	1 mois.	17 janvier 1893.	Guérison.
Avec lésions du IIIe degré.	Obs. LXVIII..	Louis G.....	29	Journalier.	6 mois.	État stat.	Amél.	Amél.	—	Amél.	Disp.	—	Amél.	6 semaines.	21 mai 1890.	Amél.
	» LXIX...	Marie Fe...	32	Concierge.	5 ans.	État stat.	Aggr.	Aggr.	Disp.	État st.	Aggr.	Aggr.	Amél.	2 mois.	25 avril 1890.	Mort.
	» LXX....	Léon G.....	22	Menuisier.	4 ans.	État stat.	Amél.	Amél.	Disp.	État st.	État st.	État st.	Amél.	20 jours.	30 juillet 1890.	Amél.
	» LXXI...	Raphaël G...	34	Employé.	10 ans.	État stat.	Amél.	État st.	Disp.	État st.	État st.	État st.	Aggr.	3 mois.	18 juillet 1890.	État stat.
	» LXXII...	Sarah W.....	24	Ménagère.	3 ans.	Aggr.	Aggr.	Aggr.	—	Aggr.	Aggr.	Aggr.	Aggr.	4 mois.	5 juillet 1890.	Mort.
	» LXXIII...	Jean Ri.....	29	Sculpt. sur bois.	5 ans.	État stat.	Aggr.	Aggr.	—	Aggr.	Aggr.	Aggr.	Aggr.	7 mois.	15 décembre 1890.	Mort.
	» LXXIV...	Paul B.....	38	Voyag. de comm.	11 ans.	État stat.	Amél.	Amél.	—	Aggr.	Aggr.	Aggr.	Aggr.	3 mois 1/2.	10 juin 1893.	Aggravation.
	» LXXV...	X. Y	60	Marchand.	10 ans.	Amél.	Amél.	Amél.	—	État st.	Amél.	Amél.	Amél.	1 an.	Juillet 1893.	Amél.

TUBERCULOSES PULMONAIRES A PHTISIE AIGUË PROPREMENT DITE	NOMS	AGE	PROFESSION	DATE DE LA MALADIE	SIGNES PHYSIQUES	TOUX	EXPECTORATION	RÉSORPTION	SYMPTOMES DIGESTIFS	FIÈVRE	SUEURS	ÉTAT GÉNÉRAL	DURÉE DU TRAITEMENT	DATE DE LA CESSATION DU TRAITEMENT	RÉSULTAT DÉFINITIF
Obs. LXXVI.	Mlle H. S...	17	Sans profession.	2 semaines.	Aggr.	Aggr.	Aggr.	—	Aggr.	Aggr.	Aggr.	Aggr.	2 mois.	6 février 1893.	Mort.
» LXXVII......	Mme Du.....	36	Ménagère.	1 mois.	État stat.	État st.	—	—	Amél.	Disp.	Disp.	Amél.	3 mois.	25 août 1890.	Amél.
» LXXVIII...	Marie Br...	26	Ménagère.	5 semaines.	Aggr.	Aggr.	Aggr.	—	Amél.	État st.	Aggr.	Aggr.	2 mois.	4 juillet 1890.	Mort.
» LXXIX...	Rosa W	35	Cuisinière.	—	État stat.	État st.	Amél.	—	État st.	État st.	Aggr.	Aggr.	5 mois.	13 août 1890.	Mort.
» LXXX...	Louise Ly...	24	Cravathère.	6 semaines.	Aggr.	État st.	État st.	—	Aggr.	Aggr.	Aggr.	Aggr.	4 mois.	Juillet 1893.	Aggr.
» LXXXI...	Georges B...	30	Employé.	1 mois.	Disp.	Disp.	Disp.	—	Disp.	Disp.	Disp.	Amél.	6 mois.	1 février 1892.	Guérison.
» LXXXII.........	Rosa S	34	Ménagère.	5 semaines.	Amél.	Amél.	Disp.	—	Amél.	Disp.	Amél.	Amél.	1 mois.	17 janvier 1892.	Amél.

IV

La lecture attentive de ces tableaux révèle pour chaque malade les résultats généraux, les modifications plus ou moins favorables des symptômes, la durée du traitement, la persistance des effets curateurs, etc... Mais, pour bien préciser le rôle de notre médication dans l'action qu'il peut exercer sur tel ou tel symptôme prépondérant, il nous a fallu analyser pièce par pièce chaque observation détaillée et grouper les particularités frappantes dans un ordre successif.

Les *signes physiques* de nos malades ont été naturellement l'objet d'une surveillance particulière des plus constantes de notre part.

Les modifications successives de ces signes, bien que plus lentes, ont marché de pair, dans la majorité des cas, avec celles des autres symptômes morbides et de l'état général.

Chez *19 malades* porteurs de lésions diverses, nous avons obtenu une disparition complète de tous les signes sthétoscopiques. L'examen le plus minutieux ne saurait révéler chez eux les moindres traces de leurs anciennes lésions qui étaient en partie arrivées à la période de ramollissement.

Chez *24* autres, nous avons constaté, lors de la cessation du traitement, des améliorations notables, caractérisées par le dessèchement des cavernes et des cavernules, par la modification heureuse des râles sous-crépitants et des craquements humides et par la diminution de la matité. Ces modifications ont persisté pendant très longtemps et la tendance manifeste à la « restitutio ad integrum » n'a été souvent entravée que par la faute des malades eux-mêmes qui, pour une cause ou pour une autre, cessent de se soigner et retombent victimes d'une hygiène détestable.

Dans *30 cas*, les signes physiques n'ont pas changé du tout, soit parce que le traitement a été trop court, soit parce que ces malades avaient des lésions trop avancées.

Enfin, le nombre des cas où les lésions se sont aggravées continuellement sans la moindre influence heureuse de notre médication, monte seulement à neuf et nous avons pu constater que chez plusieurs malades morts au cours du traitement, les lésions avaient cependant présenté une tendance manifeste à la cicatrisation. La mort n'est survenue dans ces cas que par suite de la déchéance générale, du marasme ou bien d'une complication intercurrente.

L'*expectoration* est merveilleusement influencée par les injec-

tions de gaïacol, et, chez presque tous nos malades améliorés, nous
l'avons vue disparaître d'une façon extrêmement rapide. C'est ce
qui nous a même fait essayer ce traitement dans tous les cas sans
distinction de bronchite simple, dans la dilatation des bronches et
même dans la gangrène pulmonaire : nos essais ont, du reste, été
couronnés de succès et déjà, lors du dernier Congrès, nous avons
rapporté plusieurs exemples frappants de cette action extrêmement
rapide sur l'expectoration. Dans bon nombre de cas, nous avons
assisté à la diminution successive du nombre des bacilles, et même
à leur disparition totale ; mais dans la majorité des cas améliorés
ou guéris, l'expectoration étant tarie, il nous a été difficile de cor-
roborer notre diagnostic de guérison par l'épreuve décisive de ces
investigations bactériologiques.

Les *hémoptysies* ont été, dans ces derniers temps surtout,
l'objet de notre attention toute particulière, et, nous basant sur un
très grand nombre de faits, nous pouvons affirmer d'ores et déjà
que le gaïacol arrête, beaucoup plus promptement que l'ergotine,
ce symptôme si fréquent de la tuberculose pulmonaire. Nous
insistons sur ce point avec d'autant plus de conviction que les
faits observés par nous, nous ont véritablement surpris par la
promptitude remarquable des effets obtenus.

La *toux*, symptôme pénible et rebelle à tant de remèdes préco-
nisés, finit par disparaître dans beaucoup de cas sous l'influence
des injections gaïacolées et notre statistique nous fournit les 4/5
des malades améliorés, guéris de la toux. La disparition de la
toux est, du reste, un corollaire du dessèchement des voies bron-
cho-pulmonaires qui se trouvent débarrassées des dépôts muco-
purulents et recommencent à fonctionner normalement.

Fièvre et sueurs. — En parlant des prétendues réactions pro-
duites par la piqûre, nous avons déjà touché un mot de la fièvre
des tuberculeux et nous avons dit que, loin de produire ces poussées fébriles dont on a tant parlé à l'occasion de la tuberculine, le
gaïacol exerçait, au contraire, une action favorable sur la fièvre des
phtisiques.

En effet, les courbes thermométriques de nos malades présen-
tent dans la majorité des cas des abaissements successifs au fur et
à mesure que l'expectoration diminue et que les signes physiques
s'améliorent.

Ceci prouve jusqu'à l'évidence que le gaïacol agit énergiquement
sur les détritus putrides des lésions tuberculeuses en neutralisant
les produits toxiques des microbes et en diminuant ainsi progres-

sivement les sources de l'infection pyrétogène. Par contre, son action directe sur la fièvre nous paraît incertaine, car les injections gaïacolées ne nous ont jamais donné des chutes immédiates de la température, comme cela arrive à la suite de l'administration de l'acide salicylique ou des sels de quinine.

Cependant Pollyak dit avoir obtenu des effets antithermiques vrais à l'aide des injections de gaïacol pur; nos essais n'ont jamais pu confirmer ces assertions.

Nous avons également employé dans ce but les badigeonnages de gaïacol pur sur la surface cutanée, dont il a été question ces derniers temps. Nous devons avouer que notre conviction à ce sujet n'est pas faite, car les résultats que nous avons obtenus ont été tout à fait contradictoires. Nous réservons donc notre opinion sur ce point.

Les sueurs diminuent manifestement chez les malades traités par ces injections et si quelquefois nous étions forcés de recourir aux granules d'atropine pour agir plus énergiquement contre ce symptôme, il n'est pas moins vrai que, dans la majorité des cas, le gaïacol a suffi pour faire disparaître à la longue des transpirations datant de 6 mois et plus.

Les *fonctions digestives* ne sont pas les dernières à profiter des bienfaits de cette médication, car les injections sous-cutanées de gaïacol favorisent doublement le bon fonctionnement du tube digestif. Elles remplacent d'abord de la façon la plus avantageuse l'ingestion médicamenteuse par l'estomac et laissent à cet organe l'intégrité de ses forces digestives si utile en cette occurrence. L'absorption alimentaire se fait sans entraves et peut ainsi fournir à l'organisme les forces nécessaires à la résistance. Laisser au phtisique l'immense avantage de se nourrir convenablement constitue déjà pour lui un premier et puissant atout pour la guérison.

Mais les injections gaïacolées exercent encore une action très antiseptique sur la muqueuse intestinale en faisant disparaître chez beaucoup de phtisiques certaines diarrhées invétérées, dont tous nous connaissons les effets désastreux produits à la longue sur l'organisme tout entier. Il est à supposer que le gaïacol vient s'éliminer en partie à travers la muqueuse intestinale par les voies lymphatiques et détruit la virulence de son contenu. Ajoutons, pour mémoire, que dans les cas rebelles de diarrhée chez les phtisiques, on obtient souvent les résultats les plus surprenants avec un à deux grammes de benzoate de gaïacol, administrés à l'intérieur sous forme de cachets et par fractionnement.

Dans ce cas, c'est encore le gaïacol pur, qui, mis en liberté par la décomposition de ce sel, désinfecte la muqueuse intestinale et lui rend ses propriétés physiologiques.

A l'amélioration successive de l'expectoration, des lésions pulmonaires, de la toux, des hémoptysies, de l'état fébrile, des sueurs et du tube digestif, s'ajoute presque toujours, et notre statistique en fait foi, l'augmentation des forces et de l'embonpoint : le malade se sent renaître, l'énergie s'éveille, le courage revient et il devient apte au travail.

C'est alors qu'une bonne hygiène et une vie régulière peuvent amener dans cet organisme renouvelé l'équilibre de plus en plus établi d'une santé solide et résistante.

Chez un certain nombre de nos malades, nous avons déjà eu le bonheur d'atteindre ce stade suprême et nous ne désespérons pas de pouvoir multiplier ces exemples si encourageants.

Nous ne chercherons pas à donner à ces faits bruts de notre statistique une interprétation définitive et précise, pour cette bonne raison qu'il nous manque encore dans l'étude physiologique et thérapeutique du gaïacol des éléments expérimentaux suffisants. Pour le moment, nous devons nous contenter d'enregistrer les résultats cliniques obtenus à l'aide de cette médication et la façon dont nous voyons chaque symptôme se modifier successivement au milieu de cette lutte de l'organisme tout entier.

L'amélioration générale de 62 de nos malades nous a semblé découler du fait des réparations progressives des lésions pulmonaires qui, après dessèchement des détritus caséeux, subissent la transformation fibreuse ; les alvéoles, les bronchioles et les orifices bronchiques se désobstruent, la circulation intralobulaire est rétablie, de même que le retour progressif de la fonction respiratoire dans chaque portion de territoire précédemment atteinte. C'est ainsi que la dyspnée disparaît rapidement chez les phtisiques traités par nos injections et le rythme respiratoire acquiert une régularité physiologique. Cette explication théorique des effets des injections gaïacolées nous paraît la plus conforme à la réalité et semble traduire d'une façon succincte les différentes phases par lesquelles passe l'organisme soumis à ce traitement.

Quoi qu'il en soit, les résultats sont encourageants et méritent, à notre avis, l'attention de tous les praticiens. Nous n'entendons désapprouver en aucune façon les justes aspirations de tous ceux qui cherchent à atteindre la réalisation idéale d'un traitement spécifique par la voie si féconde des vaccinations ou d'autres procédés expérimentaux ; mais nous estimons que, jusqu'à nouvel ordre, la méthode que nous préconisons peut rendre des services signalés aux pauvres phtisiques de toutes les catégories, voire même à ceux qu'une forme galopante semble condamner définitivement et à bref délai.

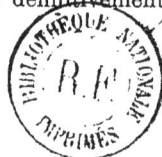

IMPRIMERIE LEMALE ET Cⁱᵉ, HAVRE

140

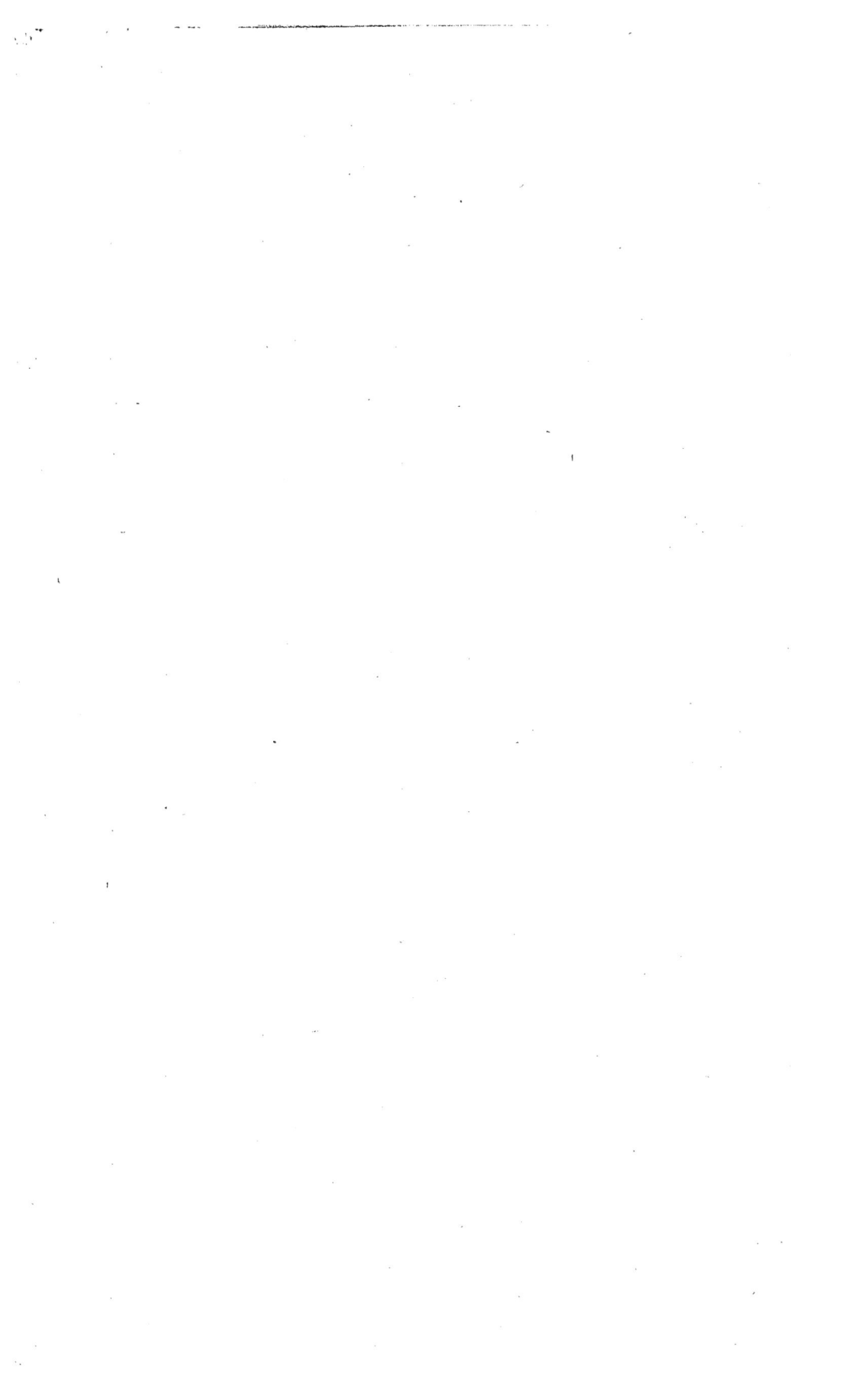

www.ingramcontent.com/pod-product-compliance
Lightning Source LLC
Chambersburg PA
CBHW070157200326
41520CB00018B/5437